DE LA

VACCINE GÉNÉRALISÉE

AU COURS DES DERMATOSES

A PROPOS D'UNE ÉRUPTION VACCINALE
SURVENUE CHEZ UN ECZÉMATEUX
ET AYANT DÉTERMINÉ LA MORT

PAR

LE Dr PIERRE LACOUR
Membre de la Société des sciences médicales de Lyon.

Note présentée à la Société des Sciences médicales.

LYON
ASSOCIATION TYPOGRAPHIQUE
F. PLAN, RUE DE LA BARRE, 12.

1889

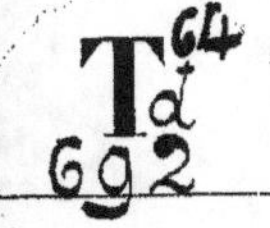

DE LA

VACCINE GÉNÉRALISÉE

AU COURS DES DERMATOSES

A PROPOS D'UNE ÉRUPTION VACCINALE

SURVENUE CHEZ UN ECZÉMATEUX

ET AYANT DÉTERMINÉ LA MORT

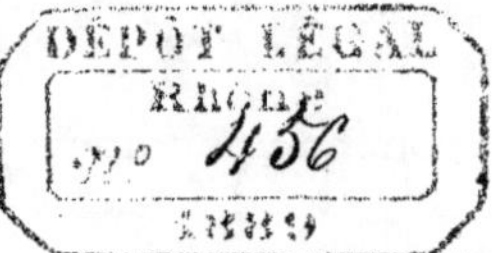

PAR

LE Dr PIERRE LACOUR

Membre de la Société des sciences médicales de Lyon.

Note présentée à la Société des Sciences médicales.

LYON

ASSOCIATION TYPOGRAPHIQUE

F. PLAN, RUE DE LA BARRE, 12.

1889

DU MÊME AUTEUR

De l'Hydrothérapie dans la broncho-pneumonie des enfants.

(Delahaye, Paris 1884.)

Grossesse de quatre mois et demi; — fièvre typhoïde; — albuminurie massive; — éclampsie; — traitement par les bains froids; — guérison; — avortement pendant la convalescence.

(*Lyon Médical*, 10 mars 1889.)

DE LA

VACCINE GÉNÉRALISÉE

AU COURS DES DERMATOSES

A PROPOS D'UNE ÉRUPTION VACCINALE SURVENUE CHEZ UN ECZÉMATEUX ET AYANT DÉTERMINÉ LA MORT

Gaston C..., âgé de huit mois, était depuis sa naissance atteint d'un eczéma de la face et du cuir chevelu ; dans les derniers temps, l'affection avait même quelque tendance à gagner les parties supérieurs et postérieures du cou et des épaules. C'était, du reste, un enfant vigoureux dont le poids dépassait certainement le poids moyen des enfants de cet âge. Gaston C... était de race arthritique ; son père a eu des accès de goutte et présente fréquemment des éruptions acnéiformes à la peau ; son frère, âgé de six ans, a eu un aczéma presque généralisé jusqu'à l'âge de deux ans ; aussi n'a-t-il été vacciné qu'à deux ans et demi. Il a eu depuis lors plusieurs récidives d'eczéma alternant d'une façon manifeste avec des accès d'asthme.

La ténacité et l'étendue de l'éruption eczémateuse de Gaston C... nous avaient engagés à différer la vaccination et à agir avec lui comme on avait agi avec son frère. Sur ces entrefaites (février 1889) éclata l'épidémie de variole qui sévit encore actuellement : plusieurs cas furent signalés à l'Hôtel-Dieu. Les parents de Gaston C..., qui habitent une rue peu éloignée de notre grand hôpital, furent vivement émus et vinrent nous prier de vacciner leur enfant.

Nous prîmes rendez-vous pour le 5 février.

Au jour dit, l'Institut municipal de Lyon nous fournit une plaque de vaccin de génisse et nous pratiquâmes six scarifications légères sur les bras de Gaston C... (trois de chaque côté, au niveau de l'insertion deltoïdienne). Nous inoculâmes également du vaccin provenant de la même plaque à deux autres personnes : chez toutes deux l'inoculation fut négative; l'une était un adulte vacciné antérieurement, l'autre un enfant de quatre mois non encore vacciné (1).

Le 11 février (7e jour) on nous prie d'aller voir l'enfant C... Nous lui trouvons la peau chaude et l'air grognon. Nous faisons découvrir les bras et les épaules et nous voyons alors de nombreuses pustules siégeant sur la partie supérieure du bras, sur le moignon de l'épaule et jusque dans la région cervicale. Elles sont au nombre d'une quinzaine environ de chaque côté et paraissent toutes de même âge, aussi bien celles qui sont nées aux points d'inoculation que celles qui en occupent le voisinage.

Le bas de la face (menton et partie inférieure des joues) présente des papules très rapprochées les unes des autres, si bien que toute la région est très tuméfiée et présente une coloration rouge, luisante. La température de l'enfant, prise à ce moment, est de 39°. On nous dit qu'il tète bien, mais qu'il a eu cinq selles diarrhéiques dans les 24 heures. Nous prescrivons une potion au bismuth et nous recommandons d'attacher les bras de l'enfant afin d'éviter le grattage et les auto-inoculations.

12 février. La nuit a été très agitée ; le petit malade a crié pendant plusieurs heures et ne s'est assoupi qu'au matin. Le menton, le bas des joues sont encore plus tuméfiés que la veille; la pustulation commence à se produire. T. R. 39°,2. Le docteur Marduel, appelé en consultation, insiste sur la nécessité de priver le petit malade de la liberté de ses mains. Les selles ont été moins fréquentes que la veille, mais il y a de l'érythème des fesses.

13 février. Agitation croissante; cris incessants. T. R. 39°,5. Au menton et sur le bas des joues les pustules sont absolument confluentes ; l'épiderme est soulevé par larges places ; il cède sur plusieurs points et un liquide louche s'écoule constamment. Nous faisons appliquer des compresses enduites de vaseline.

Sur le reste de la face on ne trouve que trois pustules isolées qui sont apparues depuis aujourd'hui seulement : l'une siège à la lèvre supérieure au-dessus de la commissure droite, une autre occupe la paupière gauche, et une troisième enfin la région frontale. Elles sont nettement ombiliquées. On note également l'apparition de quelques nouvelles pustules à la partie supérieure du dos (cinq ou six environ); enfin on s'aperçoit que l'orifice anal présente une sorte de couronne formée par quatre pustules isolées. La poitrine, l'abdomen, les membres inférieurs sont indemnes.

---

(1) M. le docteur Boyer, médecin conservateur du vaccin à l'Institut vaccinal de Lyon, nous a donné les renseignements suivants sur le vaccin qu'il nous avait adressé le 5 février 1889. Ce vaccin a été recueilli au 5e jour sur le veau n° 12 (2e série). Il a fourni, du 31 janvier au 18 février, à 6.158 vaccinations, tant au dehors que dans le service. Aucun accident n'a été observé. La bonne qualité de ce vaccin s'est accusé par le chiffre des succès qui a atteint 96 %.

14 février. Pas de nouvelles pustules. L'enfant a été un peu moins agité; il tète bien, mais la diarrhée persiste. T. R. 39°. Le menton n'est qu'une vaste plaie sanguinolente que l'enfant agrandit sans cesse en frottant celui-ci contre le haut de sa poitrine.

15 février. La face est un peu moins tuméfiée. L'état général ne s'est ni amélioré ni aggravé depuis hier. La nourrice de l'enfant est rappelée brusquement dans son pays. Elle est remplacée bientôt. L'enfant prend bien le sein de la nouvelle nourrice.

16 février. Le gonflement de la face s'atténue, la sécrétion au niveau des pustules du menton est toujours abondante. Le cuir chevelu, le front, le haut des joues se dépouillent spontanément de leurs croûtes eczémateuses. T. R. 38°,7. L'enfant tète bien, mais il a toujours quatre ou cinq selles verdâtres par 24 heures.

18 février. La dessiccation s'opère au niveau des bras et des épaules. La diarrhée continue en dépit du bismuth et des sels de chaux. Maintenant que le gonflement du cou et de la face est tombé, on constate que l'enfant a maigri beaucoup. Il dort un peu mieux, mais ne reprend point de gaîté.

20 février. L'écoulement est toujours abondant dans les régions mentonnière et maxillaire inférieur. La température se maintient aux environs de 38°. Le petit malade paraît sans force; il ne peut tenir sa tête droite et demeure sans cesse étendu sur un oreiller.

24 février. La plaie mentonnière sécrète un peu moins; dans les autres régions les pustules sont desséchées. L'enfant n'a plus de fièvre, mais il maigrit toujours et la dépression augmente.

27 février. Gaston C... s'alimente de moins en moins; la diarrhée persiste; le menton sèche, mais l'eczéma reparaît sur le front et la partie supérieure des joues.

1er mars. La dépression augmente; les selles sont toujours fréquentes et verdâtres. Le petit malade ne prend plus le sein qu'avec peine; l'œil est triste, les traits sont altérés.

4 mars. L'enfant succombe après avoir eu plusieurs crises d'éclampsie.

Dans le cas que nous venons de relater, nous croyons très certainement avoir eu affaire à une éruption vaccinale. A coup sûr, étant donnée l'épidémie régnante, on pouvait et on devait se demander s'il ne s'agissait point là d'un cas de variole; nous avons cru devoir écarter cette hypothèse pour les raisons suivantes :

1° Il n'y avait pas de variole dans la maison et l'enfant n'avait été exposé à aucun contage variolique.

2° Pendant la période d'incubation, l'état général n'avait pas été troublé comme il l'est dans la variole.

3° Les pustules de la région scapulo-humérale étaient apparues en même temps que les pustules produites aux points d'inoculation.

4° L'enfant n'a point communiqué la variole à son entourage.

5° Nous avons pu retrouver des cas fort analogues dans divers recueils ou revues scientifiques : Thèse de Cailleteau, Paris, 1869 ; Bulletin de la Société médicale des hôpitaux de Paris, 1880 ; Bulletin de l'Académie de médecine, 1882 ; thèse de Danchez, Paris, 1883 ; thèse de Moulinet, Paris, 1884 ; Dict. encyclop. des sciences médic., art. VACCINE.

Les observations que nous avons ainsi réunies sont au nombre de huit, et établissent d'une façon incontestable la prédisposition des sujets atteints de dermatoses à la généralisation de la vaccine.

Les huit observations que nous réunissons ici peuvent se diviser en deux groupes :

Le 1er groupe est formé de cas d'auto-inoculations ; les sujets inconscients ou indociles, sollicités d'ailleurs par de vives démangeaisons, ont porté, à l'aide de leurs doigts et de leurs ongles, le liquide des pustules primitives sur les surfaces cutanées suintantes et exulcérées.

Le 2e groupe comprend des éruptions vaccinales spontanées, se localisant sur la partie irritée qui constitue un *locus minoris resistentiæ*. Il s'agit alors, dit Hervieux, d'une vraie fièvre éruptive. Danchez, dans sa thèse, rapproche très heureusement ces faits de ceux qu'a observés sur des génisses, M. Chambon, vaccinateur des hôpitaux de Paris : sur trois génisses vaccinées par ce dernier en 1882, des éruptions de vaccine généralisées assez abondantes parurent spontanément dans la région du cou le 5e jour, en même temps que les pustules développées artificiellement sur la peau du ventre. D'après M. Chambon, il faut penser que l'irritation causée dans cette région par les frottements répétés du licou avait servi de cause d'appel chez ces trois animaux.

Les cas de ce 2e groupe se distinguent de ceux du 1er groupe par un nombre ordinairement plus considérable de pustules surnuméraires; enfin, et surtout, celles-ci sont contemporaines des pustules qui sont nées aux points d'inoculation; il est juste toutefois d'ajouter qu'après cette première poussée de pustules surnuméraires, il peut s'en faire une seconde, voire même une troisième : du reste, dans la variole, les choses se passent souvent ainsi.

1er Groupe.

Obs. I (recueillie par M. Moulinet, dans le service de M. Lailler).

X..., 62 ans, est atteint d'une dermite exfoliatrice généralisée qui donne à tout son corps une teinte rosée. Prurit intense. Le 24 novembre 1883, il est vacciné avec du vaccin de génisse. Le 7e jour on remarque une papule au niveau de chaque piqûre. Le 9e jour apparaissent autour des papules primitives et particulièrement au-dessous d'elles des papules plus petites au nombre de douze environ. Le 11e jour, le malade attire l'attention sur de nouvelles papules siégeant sur le flanc droit (côté du bras vacciné), au nombre de 10 environ. Il en existe également quelques-unes à la partie interne et supérieure des deux cuisses et à la racine des bourses.

Le 15e jour, les vésicules secondaires ont presque toutes disparu. Les trois vésico-pustules primitives sont très affaissées. Cinq jours après, elles sont cicatrisées.

Obs. II (Guéniot : Bulletin de l'Académie, 1882).

Au début de l'année 1882, une petite fille de 5 mois me fut amenée pour être vaccinée : elle présentait de l'eczéma à la face et aux parties supérieures du tronc. Une première vaccination ayant échoué, j'en pratiquai une autre quelques jours après de bras à bras.

Je lui fis sept inoculations, quatre sur un bras, trois sur l'autre, et vers la fin du 3e jour il se développa sur les points d'insertion du vaccin de petites papules normales. Dès le 4e jour, les boutons étaient déjà larges, aplatis, ombiliqués et contenaient une grande quantité de liquide. Le 7e jour il se développa une multitude de petites papules, tout à fait semblables aux premières, sur les bras, sur les épaules et sur la poitrine. Le 9e jour, ayant été appelé, je fus stupéfait de voir de véritables tumeurs formées par des papules accumulées. Il y avait 80 grosses pustules sur les bras seulement, une centaine sur la poitrine : en tout, j'ai pu compter de 260 à 280 boutons énormes.

L'état général de l'enfant paraissait très sérieux (fièvre, insomnie, etc.), je prescrivis quelques grammes de sirop diacode pour diminuer la sensibilité et provoquer un peu de sommeil ; je fis saupoudrer les boutons avec de la poudre d'amidon et recouvrir de cataplasmes les parties les plus irritées. Dès le 11e jour, il survint une amélioration d'abord très légère. Le 14e jour, les croûtes formaient une véritable carapace sur la poitrine. Le 17e jour, les croûtes commençaient à se détacher en grande partie, mais elles laissaient après leur chute des surfaces suintantes par lesquelles il se faisait une sécrétion tout à fait insolite.

Obs. III (recueillie par Moulinet à l'hôpital Saint-Louis).

G. S..., 38 ans, palfrenier, est atteint de gale. Eczéma secondaire surtout marqué aux poignets, sur les avant-bras et au pli du coude du côté gauche. Éruption semblable aux jambes avec quelques pustules d'ecthyma, surtout aux cous-de-pied. Le malade se gratte beaucoup à cause des démangeaisons.

Le 22 mars, cet homme qui a été vacciné autrefois est revacciné au bras gauche avec du vaccin de génisse : trois piqûres.

Le 29 mars (7e jour), les boutons vaccinaux sont bien développés.

Le 8e jour apparaissent deux papules secondaires au niveau du poignet gauche et trois au niveau du pli du coude.

Obs. IV (recueillie par le docteur Choyau dans le service de M. Potain, in thèse de Cailleteau, 1869).

X... a été vacciné le 15 avril 1867, trois jours après sa naissance. Dès les jours suivants l'enfant fut pris de diarrhée et en même temps on observait de l'érythème aux fesses et aux talons.

Le 24, cet enfant présente sur chaque bras deux pustules vaccinales bien développées. Le 2 mai on remarque trois vésico-pustules à la partie postérieure et supérieure du scrotum.

Le liquide provenant de ces dernières est inoculé à plusieurs enfants chez lesquels un vaccin des plus légitimes se montre au bout de quelques jours.

Tel est ce premier groupe d'observations. Moulinet, dans sa thèse (Paris, 1884), fait remarquer qu'on pourrait encore y adjoindre plusieurs cas relatés par M. Dumontpallier dans le rapport adressé par ce médecin à l'Académie en 1874-75 sur les vaccinations. Il s'agissait de pustules secondaires chez des enfants atteints de pemphigus. A rapprocher également l'observation rapportée par Trousseau dans ses Cliniques, l'auto-inoculation s'étant faite sur les vésicules excoriées d'une éruption sudorale.

2e Groupe.

L'observation que nous avons publiée en tête de ce mémoire ressortit évidemment à ce groupe, ainsi qu'on pourra en juger en la comparant aux observations suivantes :

Obs. I (publiée par Padieu (d'Amiens), in *Gaz. des hôpitaux*, 1880).

S..., âgé de 8 mois, est atteint d'un eczéma de la face et du cuir chevelu. Il est vacciné le 21 mars 1880 avec du vaccin de génisse. Le 26 mars, quatre jours après l'inoculation, nous voyons apparaître chez le jeune S..., en même temps que se développaient sur le bras cinq boutons aux points d'insertion du vaccin, une éruption confluente de pustules sur la face et le cuir chevelu. Ces pustules, au nombre de 200, sont limitées aux parties où siège l'eczéma; pas une seule sur le reste du corps. Elles évoluent comme une variole confluente, en amenant un gonflement extraordinaire de toute la tête. En même temps, fièvre intense, respiration précipitée et anxieuse, menace de suffocation, vomissements incessants et diarrhée colliquatives. Ces accidents persistent avec une intensité menaçante pendant huit jours jusqu'à la dessiccation des pustules, époque où ils cessent assez brusquement.

Obs. II (communiquée par M. E. Besnier à la Société médicale des hôpitaux).

Jules B..., âgé de 6 mois, est porteur d'un eczéma qui a envahi successivement le front, le cuir chevelu, la face, les deux avant-bras. En raison de l'épidémie de variole régnante, je le vaccine le 18 février 1880. Une seule inoculation est pratiquée à chaque bras avec du vaccin pris directement sur une génisse. Une heure après, un pansement occlusif est appliqué.

Le 21 (3e jour), des élevures commencent à se voir très nettement aux points d'inoculation, mais déjà trois ou quatre pustules surnuméraires paraissent au niveau d'un placard d'eczéma situé à l'avant-bras droit.

Le 23 (5e jour) plusieurs boutons très nets de vaccin sont reconnus, disséminés sur les deux bras : cinq ou six à gauche, sept ou huit à droite.

Le 27, on relève un groupe de trois ou quatre pustules un peu au-dessous du pli du coude et un troisième îlot de trois ou quatre pustules à la partie interne et postérieure du bras. A partir de ce jour (9e), l'éruption semble avoir atteint son apogée : parallèlement on voit se développer une adénopathie axillaire ; le tout accompagné de fièvre et d'insomnie.

3 mars (16e jour). Les phénomènes généraux se sont amendés, les pustules isolées arrivent à dessiccation ; quant aux pustules confluentes, elles forment des ulcérations qui n'ont aucune tendance à se cicatriser.

10 mars. Cicatrisation complète.

22 mars. Le ganglion axillaire disparaît.

Obs III (recueillie par Danchez, dans le service de M. Guibout).

F..., âgé de 45 ans, est entré le 2 juin 1882 dans le service de M. Guibout, à l'hôpital Saint-Louis, pour un eczéma fluent des membres supérieurs. En raison de la présence habituelle de varioleux dans un pavillon isolé de l'hôpital Saint-Louis, le malade est, comme les autres entrants, soumis à la revaccination. Le bras gauche porte encore une cicatrice blanche, lisse et bien déprimée qui témoigne de la vaccination pratiquée il y a 41 ans.

Le 3 juin, on inocule au bras droit du malade du vaccin de génisse.

Le 10, à la visite du matin, le malade qui depuis trois ou quatre jours avait perdu l'appétit et éprouvait tous les soirs un peu de malaise, ressent sur le bras, sur les cuisses une sensation de brûlure assez pénible. En découvrant les parties malades, nous voyons une éruption confluente de pustules vaccinales très nettes, parfaitement ombiliquées, dont le nombre peut être évalué à 150 au moins ; le bras droit en est couvert.

Le 12. Nouvelle poussée de pustules vaccinales sur toute la surface du corps. La fièvre est modérée. Le malade se lève, il a toutefois un peu perdu l'appétit.

Le 15. L'éruption vaccinale traitée par les bains et les cataplasmes de fécule d'amidon est complètement éteinte. Il ne reste plus que quelques croûtes qui se sont rapidement desséchées.

Obs. IV (relatée par Ernest Longet dans son article Vaccine du Dictionnaire encycl. des sciences méd.).

X..., 18 mois, est atteint d'eczéma impétigineux. En voie d'amélioration sur la tête, les épaules et les bras. Il est vacciné avec du vaccin de génisse.

Les boutons d'inoculation évoluent d'une façon régulière ; ils sont bien ombiliqués, remplis par un liquide abondant, non enflammés ni excoriés.

Le 8e jour après l'inoculation apparaît à la surface des plaques d'eczéma (tête, épaules, pli du coude gauche) une éruption de papules rouges présentant un aspect en tout semblable à celui offert au début par les six boutons de vaccine. L'éruption est accompagnée de fièvre, d'agitation et de plaintes de l'enfant.

Le 9e jour, l'enfant est abattu; la peau est chaude et sèche, état fébrile prononcé. L'éruption papuleuse, depuis la veille, a fait de progrès sensibles.

Le 10e jour, l'éruption s'est étendue vers la partie supérieure de la tête et du front; toutes ces régions sont gonflées, distendues; la tête paraît énorme.

Dans la nuit du 10e au 11e jour l'enfant est très agité, en proie à la soif et à une fièvre intense ; il pousse vers le milieu de la nuit des cris aigus et perçants (analogues à ceux de la méningite).

Le 11e jour, toutes les régions envahies par l'éruption vaccinale sont œdèmatiées ; le cuir chevelu est rouge, distendu, énorme, les pustules sont confluentes à l'excès; la fièvre est intense ; l'enfant est fort abattu et pousse toujours les mêmes cris.

Le 12e jour. Le petit malade paraît un peu moins somnolent ; la fièvre est moins vive ; l'éruption vaccinale semble complète. En somme, les parties atteintes ou ayant été envahies antérieurement par l'eczéma ont été les points d'élection de l'éruption vaccinale généralisée spontanée. Sur la poitrine, le ventre, les membres inférieurs, en un mot sur aucune autre partie du corps, il ne s'est produit d'éruption vaccinale.

Le 14e jour, les parties envahies par l'éruption sont moins tuméfiées ; les boutons prennent un aspect jaunâtre et trouble. Vers le soir, l'enfant est très déprimé ; il dort continuellement et est très oppressé.

Le 15e jour, le petit malade succombe brusquement.

Le travail auquel nous nous sommes livrés en collationnant les observations précédentes nous a inspiré les réflexions suivantes qui pourront servir de conclusions à notre étude.

En premier lieu, il est évident que les dermatoses constituent, pour les gens qui en sont atteints, une prédisposition marquée à la généralisation de la vaccine. Ainsi, dans la seule thèse de Danchez, où sont relatées trente-une observations de vaccine généralisée, cinq fois les sujets étaient porteurs d'une affection aiguë de la peau.

Parmi les neuf cas que nous venons de rapporter (nous disons *neuf*, car nous y comprenons le nôtre), il en est plusieurs qui se sont accompagnés d'accidents généraux très sérieux ; deux se sont terminés par la mort. Le pronostic des éruptions vaccinales généralisées, survenant chez des sujets atteints de dermatoses, peut donc être considéré comme sévère.

Une déduction nécessaire de ce fait est la suivante : tout sujet porteur d'eczéma, d'impétigo, d'érythème, de pemphigus, etc., ne sera vacciné qu'après guérison complète de l'affection cutanée dont il est affecté. Toutefois, en temps d'épidémie de variole, on devra passer outre et vacciner, car, d'une part, les complications que nous avons signalées sont rares, et, d'autre part, les sujets dont la peau est malade présentent une aptitude toute particulière à contracter la variole.

Si la vaccination s'impose chez des sujets atteints de dermatose, de par le fait de l'existence d'une épidémie de variole, il sera peut-être prudent d'user de préférence de vaccin humain. Nous avons, en effet, noté dans les neuf observations précédentes, que huit fois on avait employé du vaccin de génisse et qu'une seule fois il y avait eu vaccination de bras à bras.

Les précautions indiquées par M. Guéniot (*Bulletin de l'Académie*, 1882) (insertion du vaccin aussi loin que possible de la surface cutanée malade, nombre restreint des inoculations, pansement occlusif) préviendront les auto-inoculations, mais n'auront pas grande chance de s'opposer à une généralisation spontanée : témoin le cas de M. Besnier.

Ces mêmes précautions seront surtout de mise chez les sujets qui n'ont encore jamais été soumis à la vaccination. Pour les autres, la généralisation est tout à fait exceptionnelle et il suffit, pour s'en convaincre, de rappeler ce qui se passe à l'hôpital Saint-Louis. Là, la plupart des malades sont, en entrant, porteurs de lésions de la peau ; or, chaque nouvel admis est soumis à la revaccination, et pourtant les éruptions vaccinales y sont d'une extrême rareté (Danchez).

www.ingramcontent.com/pod-product-compliance
Lightning Source LLC
LaVergne TN
LVHW012018170826
845678LV00004BA/1546

* 9 7 8 2 3 2 9 6 2 6 6 7 3 *